# CRESCERE UN BAMBINO SANO E FORTE

LINDA CASTRI

# INDICE

## 5. Salute Mentale ed Emozionale

- Creare un ambiente sicuro e amorevole
- Importanza del tempo di qualità con la famiglia
- Gestione dello stress e delle emozioni
- Sviluppo dell'autostima e della fiducia in sé stessi
- Ruolo del gioco e delle attività creative

## 6. Sonno e Riposo

- Importanza del sonno per lo sviluppo
- Routine della buonanotte
- Creare un ambiente di sonno ottimale
- Durata del sonno necessaria per le diverse età
- Affrontare i disturbi del sonno

## 7. Educazione e Stimolazione Cognitiva

- Importanza dell'educazione precoce
- Attività di stimolazione cognitiva
- Ruolo della lettura e dell'apprendimento giocoso
- Incoraggiare la curiosità e l'esplorazione
- Equilibrio tra apprendimento formale e informale

## 8. Socializzazione e Competenze Sociali

- Sviluppo delle abilità sociali
- Importanza delle amicizie e delle interazioni sociali
- Educazione alla gentilezza e all'empatia
- Gestione dei conflitti e risoluzione dei problemi
- Ruolo delle attività di gruppo e delle comunità

9. **Crescita e Sviluppo Fisico**

- Monitorare la crescita e lo sviluppo
- Capire le tappe di sviluppo fisico
- Problemi comuni di sviluppo e come affrontarli
- L'importanza del gioco e dell'esplorazione fisica

10. **Conclusione**

- Riassunto dei punti chiave
- Importanza della coerenza e della pazienza
- Risorse aggiuntive e supporto per i genitori

# Capitolo 1: Introduzione

## 1.1 Obiettivi della Guida

Crescere un bambino sano e forte è una delle responsabilità più importanti e gratificanti che un genitore possa affrontare. Questa guida è stata creata per fornire informazioni pratiche, consigli e strategie utili per supportare i genitori in questo compito cruciale. I nostri obiettivi principali sono:

- Offrire una comprensione approfondita delle esigenze fisiche, mentali ed emotive dei bambini.
- Fornire suggerimenti pratici per promuovere uno sviluppo sano e armonioso.
- Aiutare i genitori a creare un ambiente sicuro e stimolante per i loro figli.

## 1.2 Importanza di Crescere un Bambino Sano e Forte

La salute e il benessere di un bambino sono fondamentali per il suo sviluppo complessivo e il suo futuro. Un bambino sano ha maggiori probabilità di crescere felice, sicuro di sé e pronto ad affrontare le sfide della vita. Di seguito sono elencati alcuni motivi chiave per cui è importante concentrarsi sulla crescita sana dei bambini:

- **Sviluppo Fisico Ottimale**: Una buona nutrizione e l'attività fisica regolare aiutano a costruire ossa e muscoli forti, prevenendo problemi di salute a lungo termine.
- **Benessere Mentale**: Un ambiente amorevole e di supporto contribuisce alla formazione di una sana autostima e di competenze emotive cruciali.
- **Prestazioni Accademiche Migliorate**: Bambini sani hanno maggiori probabilità di concentrazione e successo scolastico.
- **Relazioni Sociali Positive**: La socializzazione e il gioco contribuiscono allo sviluppo di abilità sociali essenziali per la vita adulta.
- **Prevenzione delle Malattie**: Promuovere buone abitudini di igiene e prevenzione può ridurre il rischio di malattie comuni.

## 1.3 Panoramica degli Argomenti Trattati

Questa guida coprirà una vasta gamma di argomenti, ognuno dei quali è essenziale per crescere un bambino sano e forte. Ecco una panoramica dei principali temi che esploreremo nei capitoli successivi:

- **Nutrizione**: Scoprirete l'importanza di una dieta equilibrata, come introdurre cibi solidi, e quali alimenti evitare.
- **Attività Fisica**: Esploreremo i benefici dell'attività fisica, suggerendo giochi e sport adatti alle diverse età.
- **Igiene e Salute**: Tratteremo le routine di igiene quotidiana, l'importanza delle vaccinazioni e la prevenzione delle malattie.

- **Salute Mentale ed Emozionale**: Discuteremo come creare un ambiente amorevole, gestire lo stress e sviluppare l'autostima nei bambini.
- **Sonno e Riposo**: Analizzeremo l'importanza del sonno e come stabilire una routine della buonanotte efficace.
- **Educazione e Stimolazione Cognitiva**: Parleremo dell'importanza dell'educazione precoce e delle attività di stimolazione cognitiva.
- **Socializzazione e Competenze Sociali**: Esploreremo lo sviluppo delle abilità sociali e l'importanza delle amicizie.
- **Crescita e Sviluppo Fisico**: Discuteremo come monitorare la crescita del bambino e affrontare eventuali problemi di sviluppo.

## 1.4 La Struttura della Guida

Ogni capitolo di questa guida è strutturato per fornire informazioni chiare e facilmente comprensibili. Troverete sezioni dedicate a consigli pratici, suggerimenti basati su evidenze scientifiche e storie di esperienze reali di altri genitori. Alla fine di ogni capitolo, troverete anche risorse aggiuntive e liste di controllo per aiutarvi a mettere in pratica i concetti discussi.

Siamo entusiasti di accompagnarvi in questo viaggio e speriamo che questa guida vi sia utile nel compito di crescere un bambino sano e forte. Ricordate, ogni bambino è unico e non esiste un approccio unico per tutti. L'importante è rimanere flessibili, pazienti e sempre pronti ad adattarsi alle esigenze del vostro bambino.

Questo primo capitolo introduce l'importanza e gli obiettivi della guida, fornendo una panoramica completa di ciò che verrà trattato nei capitoli successivi.

# Capitolo 2: Nutrizione

## 2.1 Importanza di una Dieta Equilibrata

Una dieta equilibrata è fondamentale per la crescita e lo sviluppo sano di un bambino. Fornire una varietà di nutrienti essenziali attraverso una dieta ben bilanciata aiuta a:

- **Sostenere la crescita fisica**: I bambini in crescita hanno bisogno di calorie e nutrienti per sviluppare ossa, muscoli e organi.
- **Promuovere lo sviluppo cognitivo**: Nutrienti come ferro, zinco e vitamine del gruppo B sono cruciali per lo sviluppo cerebrale.
- **Rafforzare il sistema immunitario**: Vitamine e minerali come la vitamina C e lo zinco aiutano a prevenire malattie e infezioni.
- **Mantenere livelli di energia stabili**: Una dieta equilibrata fornisce energia costante per le attività quotidiane.

## 2.2 Allattamento al Seno vs. Latte Artificiale

### 2.2.1 Allattamento al Seno

L'allattamento al seno è spesso considerato l'opzione migliore per i neonati a causa dei suoi numerosi benefici:

- **Nutrizione Completa**: Il latte materno contiene tutti i nutrienti necessari nei primi sei mesi di vita.
- **Immunità Rafforzata**: Fornisce anticorpi che aiutano a proteggere il bambino dalle infezioni.
- **Legame Madre-Bambino**: Favorisce un legame stretto tra madre e figlio.

## 2.2.2 Latte Artificiale

Il latte artificiale è un'alternativa valida quando l'allattamento al seno non è possibile o preferibile:

- **Nutrizione Adeguata**: Le formule moderne sono studiate per fornire una nutrizione completa.
- **Flessibilità**: Permette ad altri membri della famiglia di partecipare all'alimentazione del bambino.
- **Comodità**: Può essere utile in caso di difficoltà con l'allattamento al seno.

## 2.3 Introduzione dei Cibi Solidi

### 2.3.1 Quando Iniziare

L'introduzione dei cibi solidi avviene generalmente intorno ai sei mesi di età. Alcuni segnali che il bambino è pronto includono:

- Mostra interesse per il cibo.
- È in grado di sedersi con supporto e tenere la testa eretta.
- Ha perso il riflesso di spinta della lingua.

## 2.3.2 Cibi Iniziali

Iniziate con cibi semplici e facili da digerire:

- **Cereali per bambini fortificati con ferro**: mescolati con latte materno o formula.
- **Puree di frutta e verdura**: mele, pere, carote, zucca.
- **Puree di carne**: pollo o tacchino.

## 2.4 Pasti Equilibrati per Bambini in Crescita

### 2.4.1 Componenti di un Pasto Bilanciato

Un pasto equilibrato per i bambini dovrebbe includere:

- **Proteine**: Carne magra, pesce, uova, legumi.
- **Carboidrati complessi**: Pane integrale, riso, pasta.
- **Grassi sani**: Avocado, olio d'oliva, noci (per i bambini più grandi).
- **Frutta e verdura**: Una varietà di colori e tipi.
- **Latticini**: Latte, yogurt, formaggio.

## 2.4.2 Pianificazione dei Pasti

- **Colazione**: Yogurt con frutta e cereali integrali.
- **Pranzo**: Sandwich con pollo e verdure, un frutto.
- **Cena**: Pesce al forno, riso integrale, broccoli.
- **Spuntini**: Carote a bastoncini, frutta fresca, noci (per i bambini più grandi).

## 2.5 Evitare Cibi Zuccherati e Processati

## 2.5.1 Rischi dei Cibi Zuccherati

- **Obesità**: L'eccesso di zuccheri può contribuire all'aumento di peso.
- **Problemi Dentali**: Lo zucchero può causare carie.
- **Energia Instabile**: Picchi e cali di zucchero nel sangue possono influenzare l'umore e il comportamento.

## 2.5.2 Alternative Sane

- **Frutta fresca** invece di dolci confezionati.
- **Snack fatti in casa** come barrette di cereali e frutta secca.
- **Bevande non zuccherate** come acqua e latte.

## 2.6 Supplementi e Vitamine

## 2.6.1 Quando Sono Necessari

I supplementi possono essere necessari in alcuni casi:

- **Vitamina D**: Importante per la salute delle ossa, specialmente nei bambini allattati al seno.
- **Ferro**: Necessario per prevenire l'anemia, soprattutto in bambini prematuri o con diete restrittive.
- **Acidi grassi omega-3**: Supportano lo sviluppo cerebrale.

### 2.6.2 Consigli sull'Assunzione

- Consultare sempre un pediatra prima di iniziare qualsiasi supplemento.
- Seguire le dosi raccomandate per evitare sovradosaggi.

**Questo secondo capitolo fornisce una guida completa sulla nutrizione per crescere un bambino sano e forte, coprendo tutto, dall'allattamento all'introduzione dei cibi solidi, fino alla pianificazione di pasti equilibrati e l'importanza dei supplementi.**

# Capitolo 3: Attività Fisica

## 3.1 Benefici dell'Attività Fisica per i Bambini

L'attività fisica è essenziale per la crescita e lo sviluppo dei bambini. Ecco alcuni dei principali benefici:

- **Sviluppo Fisico**: Rafforza muscoli e ossa, migliora la coordinazione e l'equilibrio.
- **Salute Cardiovascolare**: Promuove un cuore sano e riduce il rischio di malattie cardiovascolari.
- **Peso Corporeo**: Aiuta a mantenere un peso sano, prevenendo l'obesità infantile.
- **Salute Mentale**: Riduce lo stress e l'ansia, migliora l'umore e favorisce il sonno.
- **Sviluppo Sociale**: Favorisce la socializzazione e lo sviluppo di competenze sociali.

## 3.2 Giochi e Sport Adatti alle Varie Fasce di Età

## 3.2.1 Bambini di 0-2 Anni

- **Giochi di Movimento**: Rotolare, gattonare, camminare con supporto.
- **Giochi Sensoriali**: Giocare con materiali di diverse texture, come sabbia e acqua.
- **Giochi di Imitazione**: Giocattoli che incoraggiano il movimento, come tamburi e maracas.

## 3.2.2 Bambini di 3-5 Anni

- **Giochi All'Aperto**: Corsa, saltare, arrampicarsi, usare tricicli.
- **Giochi di Squadra Semplici**: Calcio, basket con un canestro basso.
- **Attività Creative**: Danza, yoga per bambini.

## 3.2.3 Bambini di 6-12 Anni

- **Sport Organizzati**: Calcio, basket, nuoto, arti marziali.
- **Attività Ricreative**: Bicicletta, skateboard, rollerblade.
- **Giochi Competitivi**: Corsa, gare di resistenza.

## 3.3 Esercizi Quotidiani per la Crescita e lo Sviluppo

### 3.3.1 Esercizi per la Forza

- **Piegamenti**: Flessioni sulle ginocchia o su una panca.
- **Squat**: Squat semplici senza pesi.
- **Sollevamenti**: Sollevamenti leggeri di pesi, come bottiglie d'acqua.

## 3.3.2 Esercizi per la Flessibilità

- **Stretching**: Routine di stretching quotidiana per tutte le principali fasce muscolari.
- **Yoga**: Posa del bambino, cane a faccia in giù.

## 3.3.3 Esercizi Cardiovascolari

- **Salti**: Salti con la corda, salti in alto.
- **Corsa**: Brevi corse in cortile o nel parco.
- **Bicicletta**: Pedalare per brevi distanze.

# 3.4 L'Importanza del Gioco All'Aperto

## 3.4.1 Benefici del Gioco All'Aperto

- **Esposizione alla Natura**: Promuove la consapevolezza ambientale e riduce lo stress.
- **Vitamina D**: La luce solare aiuta il corpo a produrre vitamina D, essenziale per la salute delle ossa.
- **Sviluppo Fisico**: Spazio per correre e giocare liberamente, migliorando la coordinazione e la forza.

### 3.4.2 Attività da Fare All'Aperto

- **Caccia al Tesoro**: Organizzare cacce al tesoro nel parco.
- **Giardinaggio**: Coinvolgere i bambini nella cura delle piante.
- **Escursioni**: Camminate in natura, anche brevi, per esplorare l'ambiente circostante.

## 3.5 Come Incoraggiare uno Stile di Vita Attivo

### 3.5.1 Esempio dei Genitori

- **Modello Positivo**: I bambini imitano i genitori, quindi è importante che vedano voi impegnati in attività fisica.
- **Attività in Famiglia**: Organizzare attività fisiche come passeggiate, gite in bicicletta e giochi all'aperto insieme.

### 3.5.2 Creare una Routine

- **Routine Quotidiana**: Includere momenti specifici per l'attività fisica nella routine quotidiana.

- **Programmazione Settimanale**: Pianificare le attività fisiche settimanali e variarle per mantenere l'interesse del bambino.

### 3.5.3 Sostenere le Preferenze del Bambino

- **Scelta delle Attività**: Lasciare che il bambino scelga le attività che preferisce per mantenerlo motivato.
- **Supporto e Incoraggiamento**: Incoraggiare e lodare il bambino per i suoi sforzi e progressi.

**Questo terzo capitolo fornisce una guida dettagliata sull'importanza dell'attività fisica per i bambini, suggerendo giochi e sport adatti alle diverse età, esercizi quotidiani, e consigli su come incoraggiare uno stile di vita attivo.**

# Capitolo 4: Igiene e Salute

## 4.1 Routine di Igiene Quotidiana

### 4.1.1 Lavaggio delle Mani

- **Importanza**: Il lavaggio delle mani è fondamentale per prevenire la diffusione di germi e malattie.
- **Tecnica**: Insegnare ai bambini a lavarsi le mani con sapone e acqua corrente per almeno 20 secondi, coprendo tutte le parti delle mani, compresi polsi, dorso delle mani, dita e sotto le unghie.

- **Momenti Chiave**: Prima di mangiare, dopo essere andati in bagno, dopo aver giocato all'aperto, e dopo aver tossito o starnutito.

## 4.1.2 Igiene Orale

- **Spazzolamento dei Denti**: I bambini dovrebbero spazzolare i denti almeno due volte al giorno con un dentifricio al fluoro.
- **Uso del Filo Interdentale**: Insegnare l'uso del filo interdentale una volta al giorno per rimuovere la placca tra i denti.
- **Visite dal Dentista**: Programmare visite regolari dal dentista, di solito ogni sei mesi.

## 4.1.3 Bagno e Cura del Corpo

- **Bagno Regolare**: Fare il bagno ai bambini piccoli almeno due o tre volte a settimana, mentre i bambini più grandi possono farlo ogni giorno.
- **Cura della Pelle**: Utilizzare saponi delicati e idratanti per mantenere la pelle morbida e prevenire irritazioni.
- **Taglio delle Unghie**: Tagliare le unghie delle mani e dei piedi regolarmente per evitare accumulo di sporco e infezioni.

## 4.2 Importanza della Pulizia Dentale

### 4.2.1 Prevenzione delle Carie

- **Dieta Bilanciata**: Limitare il consumo di zuccheri e cibi acidi che possono causare carie.
- **Uso del Fluoro**: Assicurarsi che il bambino usi un dentifricio al fluoro e, se necessario, integratori di fluoro.

### 4.2.2 Educazione sull'Igiene Orale

- **Spiegare l'Importanza**: Insegnare ai bambini l'importanza di una buona igiene orale per mantenere i denti sani e prevenire problemi futuri.
- **Rendere Divertente**: Usare spazzolini colorati o con personaggi preferiti e fare gare di spazzolamento per rendere l'attività divertente.

# 4.3 Vaccinazioni e Visite Mediche Regolar

## 4.3.1 Calendario delle Vaccinazioni

- **Vaccinazioni Essenziali**: Assicurarsi che il bambino riceva tutte le vaccinazioni raccomandate dal pediatra, come quelle per difterite, tetano, pertosse, polio, morbillo, parotite e rosolia.
- **Richiami**: Programmare i richiami delle vaccinazioni secondo il calendario raccomandato.

## 4.3.2 Visite Mediche di Routine

- **Visite Periodiche**: Programmare visite regolari dal pediatra per monitorare la crescita e lo sviluppo del bambino.
- **Screening**: Effettuare screening per problemi di vista, udito e sviluppo.

# 4.4 Prevenzione delle Malattie Comuni

## 4.4.1 Raffreddore e Influenza

- **Igiene delle Mani**: Lavarsi frequentemente le mani per prevenire la diffusione di virus.
- **Evitare il Contatto**: Mantenere i bambini lontani da persone malate e insegnare loro a coprirsi bocca e naso con il gomito quando tossiscono o starnutiscono.

## 4.4.2 Infezioni Gastrointestinali

- **Igiene degli Alimenti**: Lavare frutta e verdura, cuocere bene la carne e evitare il contatto con cibi crudi.
- **Idratazione**: Assicurarsi che il bambino beva molta acqua, specialmente se ha sintomi di diarrea o vomito.

## 4.4.3 Infezioni della Pelle

- **Igiene della Pelle**: Mantenere la pelle pulita e asciutta, cambiare regolarmente i pannolini e trattare prontamente le irritazioni della pelle.
- **Trattamento delle Ferite**: Pulire e coprire le piccole ferite per prevenire infezioni.

# 4.5 Primi Soccorsi e Gestione delle Emergenze

## 4.5.1 Kit di Pronto Soccorso

- **Contenuto**: Assicurarsi che il kit di pronto soccorso contenga bende, cerotti, disinfettanti, forbici, pinzette, guanti sterili e un termometro.
- **Posizione**: Tenere il kit in un luogo facilmente accessibile e conoscere il suo utilizzo.

## 4.5.2 Gestione delle Ferite Minori

- **Pulizia della Ferita**: Lavare la ferita con acqua e sapone e applicare un disinfettante.
- **Applicazione di un Cerotto**: Coprire la ferita con un cerotto o una garza sterile per proteggerla da infezioni.

## 4.5.3 Situazioni di Emergenza

- **Chiamare i Servizi di Emergenza**: Sapere quando e come chiamare i servizi di emergenza (numero di emergenza 112 in Europa).
- **Formazione**: Partecipare a corsi di primo soccorso per genitori per essere preparati a gestire situazioni di emergenza come soffocamento, ferite gravi o reazioni allergiche.

Questo quarto capitolo fornisce una guida dettagliata su come mantenere una buona igiene e salute per i bambini, coprendo routine quotidiane, importanza della pulizia dentale, vaccinazioni, prevenzione delle malattie e gestione delle emergenze.

# Capitolo 5: Salute Mentale ed Emozionale

## 5.1 Creare un Ambiente Amorevole e di Supporto

### 5.1.1 Importanza dell'Affetto

- **Sicurezza Emotiva**: I bambini che ricevono affetto e amore si sentono sicuri e protetti, il che favorisce lo sviluppo emotivo sano.
- **Legame e Fiducia**: Mostrare affetto rafforza il legame tra genitore e bambino e costruisce una base di fiducia.
- **Autostima**: Bambini che si sentono amati sviluppano una maggiore autostima e fiducia in se stessi.

### 5.1.2 Comunicazione Aperta

- **Ascolto Attivo**: Ascoltare attentamente i bambini quando parlano delle loro emozioni e esperienze.
- **Dialogo Aperto**: Incoraggiare i bambini a esprimere i loro pensieri e sentimenti senza timore di giudizio.
- **Condivisione di Emozioni**: I genitori possono condividere le proprie emozioni in modo appropriato per insegnare ai bambini come gestire i propri sentimenti.

## 5.2 Gestione dello Stress

### 5.2.1 Tecniche di Rilassamento

- **Respirazione Profonda**: Insegnare ai bambini tecniche di respirazione profonda per calmarsi durante momenti di stress.
- **Meditazione e Mindfulness**: Introdurre pratiche di mindfulness adatte ai bambini, come visualizzazioni guidate o esercizi di consapevolezza.
- **Attività Calmanti**: Attività come il disegno, la lettura di libri, o l'ascolto di musica rilassante possono aiutare a ridurre lo stress.

### 5.2.2 Identificare le Fonti di Stress

- **Osservazione**: Monitorare i comportamenti e le reazioni del bambino per identificare le situazioni stressanti.
- **Discussione Aperta**: Parlare con il bambino delle sue preoccupazioni e paure per capire meglio le fonti di stress.
- **Soluzioni Collaborative**: Lavorare insieme al bambino per trovare soluzioni che riducano o eliminino le situazioni stressanti.

## 5.3 Sviluppo dell'Autostima

### 5.3.1 Rinforzo Positivo

- **Lodi e Incoraggiamenti**: Elogiare i successi e gli sforzi del bambino per incoraggiare un senso di realizzazione.
- **Feedback Costruttivo**: Fornire critiche costruttive che aiutino il bambino a migliorare senza abbatterne l'autostima.
- **Celebrando i Progressi**: Riconoscere e celebrare i progressi, anche piccoli, per mantenere alta la motivazione.

### 5.3.2 Attività che Promuovono la Fiducia

- **Sport e Hobby**: Incoraggiare il bambino a partecipare a sport o hobby che gli piacciono e in cui può eccellere.
- **Responsabilità e Compiti**: Affidare compiti adeguati all'età che diano al bambino un senso di responsabilità e competenza.
- **Obiettivi Realistici**: Aiutare il bambino a stabilire e raggiungere obiettivi realistici, incrementando così la fiducia in se stesso.

# 5.4 Importanza delle Relazioni Sociali

## 5.4.1 Amicizie

- **Sviluppo delle Abilità Sociali**: Le amicizie aiutano i bambini a sviluppare abilità sociali come la cooperazione, la comunicazione e la risoluzione dei conflitti.
- **Sostegno Emotivo**: Gli amici possono offrire supporto emotivo, condivisione di esperienze e una fonte di divertimento.
- **Diversità di Esperienze**: Interagire con coetanei diversi arricchisce l'esperienza del bambino e amplia la sua visione del mondo.

## 5.4.2 Relazioni con la Famiglia

- **Momenti di Qualità**: Trascorrere del tempo di qualità con la famiglia rafforza i legami e crea ricordi positivi.

- **Ruoli Familiari**: Partecipare alla vita familiare insegna ai bambini ruoli e responsabilità.
- **Sostegno e Guida**: La famiglia offre un sostegno continuo e guida nelle varie fasi della crescita.

# 5.5 Gestione dei Conflitti e delle Emozioni Negative

## 5.5.1 Strategie di Risoluzione dei Conflitti

- **Comunicazione Effettiva**: Insegnare ai bambini a esprimere i propri sentimenti e a ascoltare gli altri durante i conflitti.
- **Mediazione**: Agire come mediatori per aiutare i bambini a risolvere i conflitti in modo pacifico.
- **Compromesso e Negoziazione**: Insegnare l'arte del compromesso e della negoziazione per trovare soluzioni che soddisfino tutte le parti coinvolte.

## 5.5.2 Gestione delle Emozioni Negative

- **Riconoscimento delle Emozioni**: Aiutare i bambini a identificare e comprendere le proprie emozioni.
- **Tecniche di Regolazione Emozionale**: Insegnare strategie per gestire le emozioni negative, come la respirazione profonda, la scrittura di un diario o parlare con un adulto di fiducia.
- **Esempio Positivo**: I genitori possono essere modelli di comportamento positivo nella gestione delle proprie emozioni.

# 5.6 Promuovere la Resilienza

## 5.6.1 Sviluppare una Mentalità di Crescita

- **Apprendimento dagli Errori**: Incoraggiare i bambini a vedere gli errori come opportunità di apprendimento.
- **Flessibilità**: Insegnare ai bambini a essere flessibili e ad adattarsi ai cambiamenti e alle sfide.
- **Positività**: Promuovere un atteggiamento positivo e ottimistico di fronte alle difficoltà.

## 5.6.2 Supporto e Guida

- **Rete di Supporto**: Creare una rete di supporto che includa famiglia, amici e insegnanti.
- **Insegnamento delle Competenze di Vita**: Fornire ai bambini le competenze necessarie per affrontare le sfide quotidiane, come la gestione del tempo, la risoluzione dei problemi e la presa di decisioni.

**Questo quinto capitolo fornisce una guida dettagliata su come promuovere la salute mentale ed emozionale dei bambini, coprendo aspetti come la creazione di un ambiente amorevole, la gestione dello stress, lo sviluppo dell'autostima, l'importanza delle relazioni sociali, la gestione dei conflitti e la promozione della resilienza.**

# Capitolo 6: Educazione e Apprendimento

## 6.1 Importanza dell'Educazione Precoce

### 6.1.1 Benefici dell'Educazione Precoce

- **Sviluppo Cognitivo**: L'educazione precoce stimola il cervello del bambino, favorendo lo sviluppo delle capacità di pensiero critico e problem solving.
- **Sviluppo Sociale**: Aiuta i bambini a sviluppare competenze sociali e relazionali attraverso l'interazione con coetanei e adulti.
- **Sviluppo Emozionale**: Promuove la fiducia in se stessi e la gestione delle emozioni.

### 6.1.2 Apprendimento Giocoso

- **Giochi Educativi**: Utilizzare giochi che incoraggiano l'apprendimento di lettere, numeri, forme e colori.
- **Attività Creative**: Disegno, pittura e attività manuali che stimolano la creatività e le capacità motorie fini.
- **Lettura**: Leggere regolarmente ai bambini per sviluppare il linguaggio e l'amore per la lettura.

## 6.2 Creazione di un Ambiente di Apprendimento

### 6.2.1 Spazi di Studio

- **Area Dedicata**: Creare uno spazio specifico per l'apprendimento e lo studio, libero da distrazioni.
- **Materiali Adeguati**: Fornire materiali di studio come libri, quaderni, penne, matite, colori e strumenti educativi.

### 6.2.2 Routine e Regole

- **Routine Quotidiana**: Stabilire una routine quotidiana che includa momenti dedicati allo studio e all'apprendimento.
- **Regole Chiare**: Stabilire regole chiare e coerenti riguardo l'uso del tempo e delle risorse per lo studio.

# 6.3 Sviluppo delle Competenze di Base

## 6.3.1 Lettura e Scrittura

- **Abilità di Lettura**: Insegnare ai bambini le basi della lettura, includendo riconoscimento delle lettere, fonetica e comprensione del testo.
- **Abilità di Scrittura**: Incoraggiare la scrittura attraverso attività come la scrittura di storie, lettere e diario personale.

## 6.3.2 Matematica

- **Concetti di Base**: Insegnare i concetti di base della matematica, come numeri, conteggio, addizione e sottrazione.
- **Giochi Matematici**: Usare giochi e attività pratiche per rendere la matematica divertente e coinvolgente.

# 6.4 Promuovere l'Apprendimento Permanente

## 6.4.1 Curiosità e Interesse

- **Curiosità Naturale**: Incoraggiare i bambini a fare domande e esplorare i loro interessi.
- **Esperienze Educative**: Offrire esperienze educative varie, come visite a musei, gite in natura e partecipazione a laboratori.

## 6.4.2 Abilità di Studio

- **Tecniche di Studio**: Insegnare tecniche di studio efficaci, come prendere appunti, riassumere informazioni e creare schemi.
- **Gestione del Tempo**: Aiutare i bambini a sviluppare abilità di gestione del tempo, stabilendo priorità e organizzando le attività di studio.

# 6.5 Ruolo dei Genitori nell'Educazione

## 6.5.1 Coinvolgimento Attivo

- **Partecipazione**: Essere coinvolti attivamente nell'educazione del bambino, partecipando a riunioni scolastiche, aiutando con i compiti e seguendo i progressi scolastici.
- **Supporto Emotivo**: Fornire supporto emotivo, incoraggiando il bambino e celebrando i suoi successi.

## 6.5.2 Comunicazione con gli Insegnanti

- **Collaborazione**: Collaborare con gli insegnanti per supportare l'apprendimento e lo sviluppo del bambino.
- **Feedback**: Ricevere e fornire feedback regolare sull'andamento scolastico e il comportamento del bambino.

# 6.6 Apprendimento Sociale ed Emozionale

## 6.6.1 Competenze Sociali

- **Empatia**: Insegnare ai bambini a comprendere e rispettare i sentimenti degli altri.
- **Cooperazione**: Promuovere la collaborazione e il lavoro di squadra attraverso attività di gruppo.

## 6.6.2 Gestione delle Emozioni

- **Autoregolazione**: Insegnare tecniche di autoregolazione per gestire le emozioni in modo sano.
- **Rispetto e Tolleranza**: Incoraggiare il rispetto e la tolleranza verso le differenze culturali, sociali ed emotive.

# 6.7 Tecnologie e Apprendimento

## 6.7.1 Uso Appropriato delle Tecnologie

- **Strumenti Educativi**: Utilizzare app e software educativi che supportano l'apprendimento.
- **Limiti di Tempo**: Stabilire limiti di tempo per l'uso delle tecnologie per evitare la dipendenza e promuovere un uso equilibrato.

## 6.7.2 Sicurezza Online

- **Consapevolezza Digitale**: Insegnare ai bambini l'importanza della sicurezza online, compreso l'uso responsabile delle informazioni personali.
- **Supervisione**: Monitorare l'attività online dei bambini per proteggerli da contenuti inappropriati e comportamenti pericolosi.

Questo sesto capitolo fornisce una guida dettagliata su come promuovere l'educazione e l'apprendimento nei bambini, coprendo aspetti come l'importanza dell'educazione precoce, la creazione di un ambiente di apprendimento, lo sviluppo delle competenze di base, il ruolo dei genitori, l'apprendimento sociale ed emotivo e l'uso delle tecnologie.

# Capitolo 7: Attività Fisica e Benessere

## 7.1 Importanza dell'Attività Fisica

### 7.1.1 Benefici Fisici

- **Sviluppo Muscolare**: L'attività fisica aiuta a sviluppare e rafforzare i muscoli.
- **Salute Cardiovascolare**: Migliora la circolazione sanguigna e la salute del cuore.
- **Controllo del Peso**: Aiuta a mantenere un peso sano, prevenendo l'obesità infantile.

### 7.1.2 Benefici Mentali

- **Riduzione dello Stress**: L'esercizio fisico riduce lo stress e l'ansia.
- **Miglioramento dell'Umore**: L'attività fisica rilascia endorfine, migliorando l'umore e il benessere generale.
- **Miglioramento del Sonno**: I bambini fisicamente attivi tendono a dormire meglio e più profondamente.

# 7.2 Tipi di Attività Fisica

## 7.2.1 Attività Aerobica

- **Giochi di Corsa**: Attività come il gioco del nascondino, la corsa e il salto.
- **Sport di Squadra**: Partecipazione a sport come calcio, basket e pallavolo.
- **Danza**: Lezioni di danza o ballare liberamente a casa.

## 7.2.2 Attività di Forza

- **Giochi con Peso Corporale**: Esercizi come flessioni, salti e arrampicate.
- **Giochi con Attrezzi**: Usare attrezzi leggeri come corde per saltare o piccoli pesi.

## 7.2.3 Attività di Flessibilità

- **Stretching**: Esercizi di allungamento per migliorare la flessibilità.
- **Yoga**: Lezioni di yoga per bambini o sessioni di yoga in famiglia.

## 7.3 Creazione di una Routine di Esercizio

### 7.3.1 Frequenza e Durata

- **Routine Quotidiana**: Incoraggiare almeno 60 minuti di attività fisica moderata ogni giorno.
- **Varietà di Attività**: Alternare tra attività aerobiche, di forza e di flessibilità.

### 7.3.2 Coinvolgimento della Famiglia

- **Attività in Famiglia**: Partecipare a passeggiate, escursioni o gite in bicicletta insieme.
- **Sostegno Reciproco**: Incoraggiare i membri della famiglia a sostenersi a vicenda nell'attività fisica.

# 7.4 Ambiente Sicuro per l'Attività Fisica

## 7.4.1 Sicurezza degli Spazi

- **Controllo degli Ambienti**: Assicurarsi che i luoghi di gioco e di esercizio siano sicuri e privi di pericoli.
- **Attrezzature Adatte**: Utilizzare attrezzature sportive adatte all'età e alle capacità del bambino.

## 7.4.2 Supervisionare le Attività

- **Presenza Adulta**: Supervisionare i bambini durante l'attività fisica per prevenire incidenti.
- **Insegnamento delle Regole**: Insegnare ai bambini le regole di sicurezza per ogni attività.

# 7.5 Alimentazione e Attività Fisica

## 7.5.1 Nutrizione Adeguata

- **Carboidrati**: Fornire carboidrati complessi per energia sostenuta durante l'esercizio.
- **Proteine**: Assicurare un apporto sufficiente di proteine per la crescita e la riparazione muscolare.
- **Idratazione**: Incoraggiare una corretta idratazione prima, durante e dopo l'attività fisica.

## 7.5.2 Spuntini Pre e Post Esercizio

- **Spuntini Pre Esercizio**: Offrire spuntini leggeri come frutta o yogurt prima dell'attività fisica.
- **Spuntini Post Esercizio**: Fornire spuntini nutrienti come frutta secca o un piccolo panino per il recupero.

# 7.6 Promuovere uno Stile di Vita Attivo

## 7.6.1 Ridurre il Tempo Sedentario

- **Limitare l'Uso dello Schermo**: Stabilire limiti sul tempo trascorso davanti alla TV, al computer o ai videogiochi.
- **Pausi Attive**: Incoraggiare brevi pause attive durante il giorno per muoversi e allungarsi.

## 7.6.2 Modello di Comportamento Attivo

- **Esempio dei Genitori**: I genitori possono essere modelli positivi, mostrando uno stile di vita attivo.
- **Incoraggiamento Costante**: Motivare e incoraggiare i bambini a partecipare a diverse attività fisiche.

# 7.7 Attività Fisica per Bambini con Bisogni Speciali

## 7.7.1 Adattamento delle Attività

- **Attività Inclusive**: Scegliere attività fisiche che possono essere adattate alle capacità di ogni bambino.
- **Supporto Specializzato**: Collaborare con professionisti per creare programmi di esercizio personalizzati.

## 7.7.2 Benefici Specifici

- **Sviluppo Motorio**: Migliorare le capacità motorie attraverso attività fisiche mirate.
- **Integrazione Sociale**: Promuovere l'inclusione e l'interazione sociale attraverso lo sport e il gioco.

Questo settimo capitolo fornisce una guida dettagliata su come promuovere l'attività fisica e il benessere nei bambini, coprendo aspetti come l'importanza dell'attività fisica, i diversi tipi di attività, la creazione di una routine di esercizio, la sicurezza, l'alimentazione legata all'esercizio, la promozione di uno stile di vita attivo e le considerazioni per bambini con bisogni speciali.

# Capitolo 8: Salute Mentale e Benessere Emozionale

## 8.1 Importanza della Salute Mentale

### 8.1.1 Benefici della Salute Mentale

- **Benessere Generale**: Una buona salute mentale contribuisce al benessere complessivo del bambino.
- **Prestazioni Scolastiche**: Bambini mentalmente sani tendono a ottenere migliori risultati accademici.
- **Relazioni Interpersonali**: Promuove relazioni positive con familiari, amici e coetanei.

### 8.1.2 Segnali di Allarme

- **Cambiamenti di Comportamento**: Notare cambiamenti improvvisi nell'umore o nel comportamento.
- **Difficoltà Scolastiche**: Calo delle prestazioni scolastiche o mancanza di interesse per la scuola.
- **Isolamento Sociale**: Tendenza a isolarsi o evitare interazioni sociali.

## 8.2 Creare un Ambiente di Supporto

### 8.2.1 Comunicazione Aperta

- **Ascolto Attivo**: Prestare attenzione e ascoltare con empatia i sentimenti e le preoccupazioni del bambino.
- **Domande Aperte**: Fare domande che incoraggiano il bambino a esprimere i propri pensieri e sentimenti.

### 8.2.2 Supporto Emozionale

- **Validazione delle Emozioni**: Riconoscere e validare i sentimenti del bambino.
- **Affetto e Incoraggiamento**: Offrire affetto, sostegno e incoraggiamento costanti.

## 8.3 Tecniche di Gestione dello Stress

### 8.3.1 Esercizi di Rilassamento

- **Respirazione Profonda**: Insegnare tecniche di respirazione profonda per calmare la mente.
- **Meditazione e Mindfulness**: Introdurre pratiche di meditazione e mindfulness per migliorare la consapevolezza e ridurre lo stress.

### 8.3.2 Attività Creative

- **Arte e Musica**: Incoraggiare il bambino a esprimere le proprie emozioni attraverso il disegno, la pittura, la musica o altre forme d'arte.
- **Scrittura**: Incoraggiare la scrittura di un diario per esprimere pensieri e sentimenti.

## 8.4 Promuovere l'Autostima

### 8.4.1 Incoraggiare l'Indipendenza

- **Compiti Adeguati all'Età**: Assegnare compiti domestici appropriati per l'età del bambino per sviluppare senso di responsabilità e indipendenza.
- **Prendere Decisioni**: Coinvolgere il bambino nel processo decisionale per rafforzare la fiducia in se stesso.

### 8.4.2 Celebrare i Successi

- **Riconoscimento dei Traguardi**: Celebrare i successi e i progressi, piccoli e grandi, per rafforzare l'autostima.
- **Feedback Positivo**: Offrire feedback positivo e costruttivo per incoraggiare il bambino.

# 8.5 Gestione delle Emozioni

## 8.5.1 Riconoscere le Emozioni

- **Identificazione delle Emozioni**: Aiutare il bambino a riconoscere e nominare le proprie emozioni.
- **Conversazioni sulle Emozioni**: Discutere apertamente delle emozioni e delle esperienze emotive.

## 8.5.2 Strategie di Autoregolazione

- **Tecniche di Calma**: Insegnare tecniche di calma come il conteggio, la respirazione lenta e la visualizzazione.
- **Spazi di Riflessione**: Creare spazi sicuri dove il bambino può ritirarsi e riflettere sulle proprie emozioni.

## 8.6 Relazioni Sociali Positive

### 8.6.1 Costruzione di Amicizie

- **Abilità Sociali**: Insegnare abilità sociali come la comunicazione efficace, la risoluzione dei conflitti e l'empatia.
- **Opportunità di Socializzazione**: Offrire opportunità per socializzare con coetanei attraverso attività di gruppo, sport e hobby.

### 8.6.2 Risoluzione dei Conflitti

- **Strategie di Risoluzione**: Insegnare strategie per risolvere i conflitti in modo pacifico e costruttivo.
- **Comunicazione Non Violenta**: Promuovere l'uso di una comunicazione rispettosa e non violenta.

# 8.7 Ruolo dei Genitori e della Famiglia

## 8.7.1 Supporto Familiare

- **Tempo di Qualità**: Dedicare tempo di qualità alla famiglia per rafforzare i legami emotivi.
- **Tradizioni Familiari**: Mantenere tradizioni e rituali familiari per creare un senso di appartenenza e stabilità.

## 8.7.2 Modello di Comportamento

- **Esempio Positivo**: Essere un modello di comportamento positivo, mostrando come gestire lo stress e le emozioni in modo sano.
- **Comunicazione Aperta**: Mantenere una comunicazione aperta e onesta con tutti i membri della famiglia.

# 8.8 Accesso a Supporto Professionale

## 8.8.1 Identificare Bisogni di Supporto

- **Segnali di Aiuto**: Riconoscere quando il bambino può aver bisogno di supporto professionale.
- **Valutazioni Periodiche**: Effettuare valutazioni periodiche della salute mentale del bambino.

## 8.8.2 Risorse di Supporto

- **Consulenza Psicologica**: Considerare la consulenza psicologica per aiutare il bambino a superare difficoltà emotive.
- **Gruppi di Supporto**: Partecipare a gruppi di supporto per bambini e genitori.

Questo ottavo capitolo fornisce una guida dettagliata su come promuovere la salute mentale e il benessere emotivo nei bambini, coprendo aspetti come l'importanza della salute mentale, la creazione di un ambiente di supporto, tecniche di gestione dello stress, promozione dell'autostima, gestione delle emozioni, relazioni sociali positive, il ruolo dei genitori e della famiglia, e l'accesso a supporto professionale.

# Capitolo 9: Sicurezza e Protezione

## 9.1 Sicurezza Domestica

### 9.1.1 Prevenzione degli Incidenti

- **Cadute**: Installare barriere di sicurezza per le scale e utilizzare tappeti antiscivolo.
- **Avvelenamenti**: Tenere fuori dalla portata dei bambini medicinali, prodotti chimici e detergenti.
- **Ustioni**: Utilizzare protezioni per i fornelli e mantenere liquidi caldi lontano dai bordi dei tavoli.

### 9.1.2 Sicurezza Elettrica

- **Prese Elettriche**: Coprire le prese elettriche inutilizzate con copripresa di sicurezza.
- **Cavi e Fili**: Evitare l'accumulo di cavi e fili esposti che possono rappresentare un rischio di inciampo o di scosse elettriche.

### 9.1.3 Sicurezza nei Giocattoli

- **Giocattoli Adatti all'Età**: Assicurarsi che i giocattoli siano appropriati per l'età del bambino e privi di piccole parti che potrebbero essere ingerite.
- **Controlli Periodici**: Controllare regolarmente i giocattoli per eventuali rotture o usura che potrebbero causare lesioni.

## 9.2 Sicurezza all'Aperto

### 9.2.1 Sorveglianza

- **Supervisione Costante**: Sorvegliare sempre i bambini durante il gioco all'aperto, specialmente in parchi, cortili e piscine.
- **Punti di Ritrovo**: Stabilire punti di ritrovo sicuri in caso il bambino si perda.

### 9.2.2 Uso dell'Attrezzatura

- **Caschi Protettivi**: Utilizzare caschi protettivi per biciclette, monopattini e pattini.
- **Attrezzature da Gioco**: Assicurarsi che le attrezzature da gioco come scivoli e altalene siano in buone condizioni e utilizzate correttamente.

### 9.2.3 Sicurezza Stradale

- **Attraversamenti Sicuri**: Insegnare ai bambini a utilizzare le strisce pedonali e a guardare entrambi i lati prima di attraversare la strada.
- **Riflettori e Abbigliamento Visibile**: Utilizzare riflettori e abbigliamento visibile durante le passeggiate serali.

## 9.3 Sicurezza in Auto

### 9.3.1 Seggiolini Auto

- **Scelta del Seggiolino**: Scegliere seggiolini auto appropriati per l'età, il peso e l'altezza del bambino.
- **Installazione Corretta**: Assicurarsi che il seggiolino sia installato correttamente e che il bambino sia sempre allacciato in modo sicuro.

### 9.3.2 Comportamento in Auto

- **Regole di Comportamento**: Stabilire e mantenere regole di comportamento in auto, come rimanere seduti e allacciati durante tutto il viaggio.
- **Evitare Distrazioni**: Non distrarsi mentre si guida, specialmente quando si hanno bambini a bordo.

## 9.4 Sicurezza Online

### 9.4.1 Uso Sicuro di Internet

- **Supervisione Online**: Monitorare l'attività online dei bambini e utilizzare software di controllo parentale.
- **Informazioni Personali**: Insegnare ai bambini a non condividere informazioni personali online.

### 9.4.2 Cyberbullismo

- **Riconoscere i Segnali**: Educare i bambini su cosa sia il cyberbullismo e come riconoscerlo.
- **Segnalazione e Supporto**: Incoraggiare i bambini a segnalare episodi di cyberbullismo e fornire supporto adeguato.

# 9.5 Prevenzione degli Abusi

## 9.5.1 Educazione sulla Sicurezza Personale

- **Confini Personali**: Insegnare ai bambini l'importanza dei confini personali e il diritto di dire "no" se qualcuno li fa sentire a disagio.
- **Persone di Fiducia**: Identificare adulti di fiducia con cui i bambini possono parlare se si sentono minacciati o spaventati.

## 9.5.2 Riconoscere i Segnali di Abuso

- **Cambiamenti Comportamentali**: Prestare attenzione a cambiamenti improvvisi nel comportamento o nell'umore.
- **Segnalazione**: Sapere come e quando segnalare sospetti di abuso alle autorità competenti.

# 9.6 Pronto Soccorso e Emergenze

## 9.6.1 Kit di Pronto Soccorso

- **Contenuti Essenziali**: Tenere un kit di pronto soccorso ben fornito in casa e in auto, includendo bende, disinfettante, guanti sterili e farmaci di base.
- **Conoscenza delle Procedure**: Conoscere le procedure di base di pronto soccorso come la rianimazione cardiopolmonare (RCP) e la gestione delle ferite.

## 9.6.2 Piani di Emergenza

- **Numeri di Emergenza**: Insegnare ai bambini i numeri di emergenza e come utilizzarli.
- **Piani di Evacuazione**: Stabilire e praticare piani di evacuazione per incendi, terremoti e altre emergenze.

# 9.7 Sicurezza Emotiva

## 9.7.1 Ambiente di Supporto

- **Relazioni Positive**: Creare un ambiente domestico sicuro e supportivo dove il bambino si sente amato e rispettato.
- **Ascolto e Comunicazione**: Mantenere linee di comunicazione aperte e ascoltare attivamente le preoccupazioni e i sentimenti del bambino.

## 9.7.2 Gestione delle Crisi

- **Supporto Emozionale**: Offrire supporto emozionale durante situazioni di crisi o stress elevato.
- **Professionisti di Supporto**: Considerare il coinvolgimento di professionisti come consulenti o psicologi, se necessario.

Questo nono capitolo fornisce una guida dettagliata su come garantire la sicurezza e la protezione dei bambini, coprendo aspetti come la sicurezza domestica, la sicurezza all'aperto, la sicurezza in auto, la sicurezza online, la prevenzione degli abusi, le procedure di pronto soccorso e emergenze, e la sicurezza emotiva.

# Capitolo 10: Istruzione Finanziaria e Responsabilità

## 10.1 Importanza dell'Istruzione Finanziaria

### 10.1.1 Abilità Finanziarie

- **Gestione del Denaro**: Imparare a risparmiare, investire e gestire il denaro in modo responsabile.
- **Pianificazione del Budget**: Capire come pianificare e gestire un budget familiare.

### 10.1.2 Preparazione al Futuro

- **Indipendenza Finanziaria**: Acquisire le conoscenze necessarie per diventare indipendenti finanziariamente in età adulta.
- **Pianificazione per gli Obiettivi**: Imparare a pianificare per obiettivi a lungo termine come l'università o l'avvio di un'attività.

## 10.2 Insegnare Principi Finanziari

### 10.2.1 Risparmio

- **Importanza del Risparmio**: Illustrare l'importanza del risparmio e come piccole somme possono accumularsi nel tempo.
- **Conto di Risparmio**: Aprire un conto di risparmio per il bambino e incoraggiare i depositi regolari.

### 10.2.2 Budgeting

- **Pianificazione del Budget**: Coinvolgere il bambino nella pianificazione del budget familiare, insegnandogli a distinguere tra bisogni e desideri.
- **Assegnazione di Denaro**: Assegnare una quantità limitata di denaro per le spese personali del bambino, incoraggiandolo a gestirlo in modo responsabile.

# 10.3 Introduzione ai Concetti Finanziari

## 10.3.1 Reddito e Lavoro

- **Concetto di Lavoro**: Spiegare il concetto di lavoro e reddito, e come il lavoro porta a guadagni finanziari.
- **Responsabilità delle Spese**: Insegnare al bambino che il denaro guadagnato tramite il lavoro comporta responsabilità nelle spese.

## 10.3.2 Interesse e Investimenti

- **Interesse Composto**: Spiegare il concetto di interesse composto e come può aiutare i soldi a crescere nel tempo.
- **Investimenti**: Introdurre il concetto di investimenti e come possono contribuire alla creazione di ricchezza nel lungo periodo.

# 10.4 Comportamenti Finanziari Responsabili

## 10.4.1 Priorità Finanziarie

- **Pianificazione a Lungo Termine**: Insegnare al bambino a pensare a lungo termine e ad allocare denaro per obiettivi futuri prima di soddisfare desideri immediati.
- **Evitare l'Endeavoring**: Inculcare il concetto di vivere al di sotto dei propri mezzi e l'importanza di evitare debiti eccessivi.

## 10.4.2 Confronto di Prezzi

- **Sensibilità ai Prezzi**: Insegnare al bambino a confrontare prezzi e a cercare affari quando fa acquisti.
- **Pianificazione degli Acquisti**: Imparare a pianificare gli acquisti in anticipo per evitare acquisti impulsivi.

# 10.5 Coinvolgimento Attivo dei Genitori

## 10.5.1 Modellare Comportamenti Finanziari Sani

- **Esempio dei Genitori**: Essere un modello positivo di comportamento finanziario, mostrando come risparmiare, investire e pianificare il budget.
- **Coinvolgimento nei Processi Finanziari**: Coinvolgere il bambino nelle decisioni finanziarie familiari, come la pianificazione delle vacanze o l'acquisto di una casa.

## 10.5.2 Conversazioni Aperte

- **Comunicazione Finanziaria**: Mantenere una comunicazione aperta sulla gestione del denaro e coinvolgere il bambino nelle conversazioni finanziarie.
- **Spiegazione dei Processi**: Spiegare i processi finanziari in modo semplice e accessibile al bambino.

## 10.6 Educazione Continua

### 10.6.1 Risorse di Apprendimento

- **Libri e Risorse Online**: Utilizzare libri, siti web e risorse online per insegnare concetti finanziari in modo divertente e interattivo.
- **Programmi Educativi**: Cercare programmi educativi sulla finanza personale che siano adatti all'età del bambino.

### 10.6.2 Esperienze Pratiche

- **Pratica Reale**: Coinvolgere il bambino in esperienze pratiche come fare la spesa, risparmiare per un obiettivo o avviare un piccolo business.
- **Apprendimento dall'Esperienza**: Trarre insegnamenti dai successi e dagli errori finanziari, aiutando il bambino a comprendere meglio i principi finanziari.

Questo decimo capitolo fornisce una guida su come insegnare ai bambini principi finanziari fondamentali, promuovendo responsabilità e comprensione dei concetti finanziari per prepararli ad affrontare sfide finanziarie nel futuro.

## Conclusione

Crescere un bambino sano e forte è un impegno che richiede dedizione, pazienza e amore. In questo manuale, abbiamo esplorato una vasta gamma di argomenti, da quelli riguardanti la salute fisica e mentale, alla sicurezza e alla protezione, all'istruzione finanziaria, alla creatività e all'espressione artistica.

È importante ricordare che ogni bambino è un individuo unico, con i propri bisogni, desideri e talenti. Non esiste una formula universale per la crescita di un bambino, ma ci sono principi guida e pratiche che possono aiutare a fornire un ambiente sano e stimolante in cui il bambino possa prosperare.

Come genitori, educatori e membri della comunità, abbiamo il compito di fornire ai bambini le risorse e il sostegno di cui hanno bisogno per crescere felici, sicuri e realizzati. Ciò significa incoraggiarli a esplorare il mondo intorno a loro, a sviluppare relazioni significative, a imparare dalle esperienze e a perseguire i loro interessi e passioni.

Oltre a fornire le informazioni e le risorse contenute in questo manuale, è essenziale rimanere flessibili e adattarsi alle esigenze specifiche di ogni bambino. Mantenere una comunicazione aperta e continuare a educarsi e ad apprendere insieme al bambino sono componenti cruciali del processo di crescita.

Infine, non dimentichiamo mai di celebrare ogni successo, grande o piccolo, lungo il percorso della crescita del bambino. Ogni piccolo passo avanti è un motivo di gioia e orgoglio, e ogni sfida superata è un'opportunità per crescere e imparare.

Con amore, dedizione e impegno, possiamo costruire un futuro luminoso e promettente per i nostri bambini e per le generazioni future.

---

Che tu sia genitore, educatore o semplicemente una persona interessata a promuovere il benessere dei bambini, spero che questo manuale ti sia stato utile e che ti abbia fornito idee e ispirazione per sostenere i bambini nel loro viaggio di crescita e sviluppo.